CON GRIN SUS CONOCIMIENTOS VALEN MAS

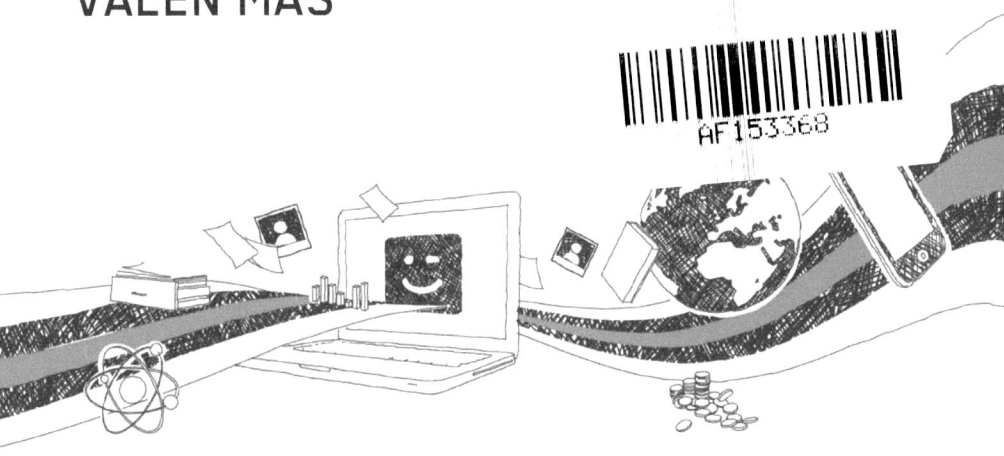

- Publicamos su trabajo académico, tesis y tesina

- Su propio eBook y libro - en todos los comercios importantes del mundo

- Cada venta le sale rentable

Ahora suba en www.GRIN.com
y publique gratis

Integración de los Estudios del Pie Diabético en la Ciencia, la Tecnología y la Sociedad.

Lenia Medina

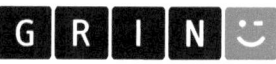

Bibliographic information published by the German National Library:

The German National Library lists this publication in the National Bibliography; detailed bibliographic data are available on the Internet at http://dnb.dnb.de.

ISBN: 9783346951168
This book is also available as an ebook.

© GRIN Publishing GmbH
Trappentreustraße 1
80339 München

All rights reserved

Print and binding: Books on Demand GmbH, Norderstedt, Germany
Printed on acid-free paper from responsible sources.

The present work has been carefully prepared. Nevertheless, authors and publishers do not incur liability for the correctness of information, notes, links and advice as well as any printing errors.

GRIN web shop: https://www.grin.com/document/1398206

FACULTAD DE CIENCIAS MEDICAS DE CIENFUEGOS "Raúl Dorticos Torrado".
Curso 2020-2021

Trabajo de CTS para optar por Categoría Docente de Profesor Auxiliar

Título: Integración de los Estudios del Pie Diabético en la Ciencia, la Tecnología y la Sociedad.

Dra. Lenia Marin Medina.

Categoría Docente. Profesor Asistente.

Categoría Científica: Master en Educación

Departamento de Tecnologías de la Salud. FCMC

Profesora Principal de la Carrera Rehabilitación en Salud.

Cienfuegos, 2021

I

Título del trabajo: Integración de los Estudios del Pie Diabético en la Ciencia, la Tecnología y la Sociedad.

RESUMEN

En la actualidad Cuba desarrolla un Programa de Atención Integral al Paciente con Úlcera de Pie Diabético (UPD) mediante el uso del Heberprot-P, esencial para disminuir la amputación y la discapacidad. El trabajo tiene el objetivo de realizar un recorrido sobre la aplicación del Heberprot-P en los servicios e identificar necesidades relacionadas con el tratamiento y su divulgación así como repercusión en la sociedad. La revisión bibliográfica que se realiza para este trabajo permitió corroborar la necesaria investigación con enfoque social del servicio de salud. Destaca el trabajo desde el nivel primario de salud para garantizar un mayor alcance del programa, así como la trascendencia del apoyo familiar y la relación profesional de la salud- paciente a fin de lograr la calidad requerida.

Palabras clave: Pie Diabético, Heberprot-P, CTS.

ABSTRACT

At present Cuba is developing a program concerning the care of patient with ulcer of the diabetes foot by means of Heberprot-P essential to reduce the amputation and disability. The aim of this paper is to carry out about social aspects of the application of the Heberprot-P to identify needs related with the treatment and the impact to the society. This review allowed verifying the need of the research with social approach. The papers highlight how to incorporate patients from the primary health level, in order this program has a higher scope and the importance of the family support and the professional relationship to accomplish the quality required.

Keywords: foot diabetic, Heberprot-P, ScTS.

Título del trabajo: Integración de los Estudios del Pie Diabético en la Ciencia, la Tecnología y la Sociedad.

INTRODUCCIÓN

En Cuba, la investigación para la salud se basa en las prioridades de la política científica nacional, derivadas del estado de salud de la población. La voluntad del Estado para desarrollar y financiar la investigación científica, la acción intersectorial, la definición de las prioridades de investigación, la preparación y atención sistemática del capital humano han sido factores determinantes para el cumplimiento de los objetivos del sistema.

El Sistema de Ciencia e Innovación Tecnológica para la Salud en Cuba. (SCITS), está organizado en 37 entidades de ciencia e innovación tecnológica: 16 centros de investigación, 3 de servicios científico-tecnológicos y 18 unidades de desarrollo e innovación que se subordinan en lo administrativo al MINSAP y metodológicamente al CITMA. Coadyuvan a su funcionamiento las sociedades científicas de la salud y otras organizaciones enfocadas en la innovación tecnológica para sustituir importaciones (ej. la Asociación Nacional de Innovadores y Racionalizadores, las Brigadas Técnicas Juveniles y el Fórum de Ciencia y Técnica). Este sistema cuenta con trabajadores de diferentes categorías ocupacionales. Además de la investigación, estos centros imparten docencia de pre- y posgrado y brindan servicios especializados a la población. Acorde con la política del CITMA, el MINSAP llevó a cabo un análisis de la situación de la ciencia y en función de los cambios en el estado de salud de la población,

La conducción ética de la investigación y su rigor metodológico es responsabilidad de los investigadores, los jefes de proyecto y los directores de las instituciones, asesorados por los consejos científicos y los comités de ética de la investigación. A nivel nacional le corresponde al Centro para el Control Estatal de Medicamentos, Equipos y Dispositivos Médicos (CECMED) garantizar la seguridad y el cumplimiento de las regulaciones deontológicas en las personas y las comunidades. En los proyectos relacionados con productos y servicios (medicamentos, tecnologías y programas), la concepción es de ciclo cerrado.

Otro ejemplo es la creación de BioCubaFarma (2012), organización superior de dirección, subordinada al Consejo de Ministros, que integra los centros de investigación-desarrollo-producción de la biotecnología, la industria farmacéutica y los equipos médicos de alta tecnología, también forma parte del SCITS. Su objetivo es garantizar al SNS los medicamentos esenciales (biotecnológicos y genéricos), los productos, las materias primas, las vacunas, los reactivos, los medios diagnósticos y los equipos requeridos, además de tener sus propias líneas de investigación.

3

Los productos y las tecnologías de BioCubaFarma forman parte del Cuadro Básico de Medicamentos y otras aplicaciones del MINSAP, por lo que reducen significativamente las importaciones. Y ayuda a crear exportaciones a otros países pues el Heberprot – P a solicitud de estos gobiernos, la investigación se replicó en Venezuela, Ecuador, Nicaragua, Bolivia, y San Vicente y las Granadinas entre el 2007 y el 2010.

Las investigaciones en la salud en Cuba y su aplicación, son una realidad gracias a la voluntad política del Estado, que ha propiciado el financiamiento, la articulación y la generación de sinergias entre los servicios de salud, los centros de investigación, las empresas de distintos sectores y las disciplinas, lo cual permite a un país en desarrollo realizar investigaciones e introducir las tecnologías más avanzadas para elevar los estándares de salud de su población.

Las investigaciones reseñadas son ejemplos de que en las ciencias biomédicas, las soluciones emergen de las áreas de contacto entre las diferentes disciplinas y que "avanza no sólo el que tenga más conocimientos, sino el que mejor los combine" (Estébanez, M.E. 2007).

La consecución de los resultados alcanzados ha sido producto de un proceso largo y arduo, que abarca desde la voluntad política, el desarrollo del capital humano, el fomento de una industria nacional, y la creación de condiciones materiales y financieras que repercutirán en mejoría de la calidad de vida de la sociedad.

La bibliografía revisada para este trabajo revela como se ha introducido en la práctica sanitaria las políticas, programas, productos, tecnologías, y servicios sociales y de salud de calidad. Estos avances han cubierto la población necesitada y ha tenido un efecto positivo en su estado de salud. Aun así, estos y otros problemas, por su magnitud y complejidad, continuarán siendo objeto de estudio de las ciencias del campo de la salud.

La Diabetes Mellitus (DM) constituye un problema de salud a nivel universal es una enfermedad de prevalencia elevada y creciente, con estimaciones epidemiológicas de alrededor de 200 millones de diabéticos en el mundo para el año 2020; y en la actualidad rebasa esa cifra. En las Américas, nuestra área geográfica, se contará para el año 2025 con 64 millones de diabéticos. Su morbilidad y mortalidad derivada de las propias complicaciones, la sitúa entre las enfermedades de mayor prevalencia en las afecciones vasculares periféricas. Según la OMS la prevalencia mundial alcanzó los 425 millones de personas entre 20 y 79 años (8,8 %); y se registró un incremento del 5 % en la mortalidad prematura por diabetes, que fue la causa directa de 1,6 millones de muertes. (Ministerio de Salud Pública. Anuario Estadístico de Salud 2020)

En Cuba, la prevalencia de la DM es de 62,2 por 1000 habitantes, con predominio en el sexo femenino y en las personas con 60 años o más, por lo que es la octava causa de muerte en la Isla. (Ministerio de Salud Pública. Anuario Estadístico de Salud 2020)

Como consecuencia de la neuropatía diabética y la enfermedad vascular periférica, entre el 15 % y el 25 % de los pacientes con DM generan, en algún momento de su vida, una úlcera del pie diabético (UPD), que puede conllevar a la discapacidad y a la amputación. (Ministerio de Salud Pública. Anuario Estadístico de Salud 2020)

En los últimos años se ha destacado la aplicación del medicamento cubano Heberprot-P ® –con muy buenos resultados–, incluido en un programa de alcance nacional e internacional para su implementación como una terapia eficaz para resolver este problema en un alto porcentaje de pacientes afectados por la UPD. (Ministerio de Salud Pública. Anuario Estadístico de Salud 2020)

Este trabajo, da respuesta a una serie de interrogantes relacionadas con la integración a los estudios CTS, destacando la importancia de las acciones de prevención para evitar la tan temida complicación y una actualización sobre nuevas posibilidades de tratamiento.

Como **OBJETIVO** la autora plantea la necesidad de: Explicar la integración de los estudios del PD en el país y en el mundo con la ciencia, la tecnología y su incidencia social.

DESARROLLO

Los conceptos de ciencia y tecnología no se han mantenido estáticos a lo largo de la historia de la humanidad, sino que se han transformado y enriquecido en dependencia del desarrollo socio-histórico del momento en que se hayan dado. Han ido incorporándose aristas para su análisis, lo que complejiza su conceptualización.

El concepto de ciencia se suele definir por oposición al de técnica según Núñez Jover,J. (2014). En principio la función de la ciencia se vincula al proceso de conocer, cuyo ideal más tradicional es la verdad, en particular la teoría científica verdadera siendo la objetividad y el rigor atributos de ese conocimiento.

El conocimiento se ha convertido en un factor decisivo del desarrollo social. La conversión de la ciencia en fuerza productiva directa, proceso que previó Marx muy anticipadamente, ha convertido a la ciencia, en su alianza con la tecnología, en una fuerza material extraordinaria. A esto se suma que el conocimiento, la ciencia y la tecnología ejercen también una influencia cultural enorme, generando nuevos símbolos, valores, modificando los estilos de pensamiento, transformando nuestras condiciones de vida. (Núñez Jover, J.; Maldonado, C.O.; Toscanini Segale, L.M.; Passailaigue Baquerizo, R.; Hidalgo Proaño, F.; Flores Zapata, G. 2014).

Cuba construye una sociedad socialista realizando importantes esfuerzos de universalización del conocimiento que permita su más amplia apropiación social de modo que el conocimiento pueda cumplir una función social transformadora, enriquecedora de los seres humanos que todos deseamos. En su esencia los estudios CTS en Cuba pretenden participar y fecundar tradiciones de teoría y pensamiento social, así como estrategias educativas y científico tecnológicas que el país ha fomentado durante las últimas décadas. En particular entre nosotros es clave el problema de las interrelaciones entre ciencia, tecnología, innovación y desarrollo social, con múltiples resultados en los campos de la educación y la política científico – tecnológica.

La Ciencia, en su expresión más amplia, se nos presenta como una red de individuos, instituciones y prácticas anclados en contextos con sus propias determinaciones culturales, económicas y sociales.

Papel importante en este proceso lo desempeñan el Programa de Atención a las Enfermedades Crónicas no Trasmisibles (ECNT) la DM. La aparición de este programa plantea nuevas oportunidades y desafíos a la gestión del conocimiento de la terapéutica. La ciencia, la tecnología y la innovación desde el propio escenario donde el paciente se convierte en el protagonista y al mismo tiempo, abre un nuevo capítulo en las posibilidades reales de contar con espacios más profesionales y dinamizadores de la terapéutica en el nivel territorial.

En los CTS se enfoca el estudio de la ciencia vinculada a la tecnología, y estas a su vez, con la sociedad, no siempre ocurrió así, ya que la ciencia no fue un factor tan importante al efectuarse el decisivo cambio de la producción mecánica que tuvo lugar en el último cuarto del siglo XVIII, ya para el siglo XIX la situación empezó a cambiar. La ciencia comenzó a ser el agente fundamental de los progresos técnicos integrándose plenamente en el siglo XX en el mecanismo productivo. El tránsito que vivimos del siglo XX al siglo XXI es un período profundamente marcado por el desarrollo científico y tecnológico, denominado Tercera Revolución Industrial, caracterizada por el liderazgo de la microelectrónica y el protagonismo de la Biotecnología, la búsqueda de nuevas formas de energía, los nuevos materiales, entre otros aspectos.

Actualmente su enfoque general es de carácter crítico e Interdisciplinar.

Crítico: Pues las visiones clásicas de ciencia y tecnología desde sus dimensiones sociales son ocultadas.

Interdisciplinar: Cuando concurren disciplinas como la Filosofía, la Historia, la Sociología de la Ciencia y la Tecnología, entre otras.

La imagen de un científico aislado, investigando sus intereses cognoscitivos, ha cedido el paso a estudios en equipos, en los que el problema a investigar lo coloca ahora la sociedad y es resuelto con el concurso de diferentes ramas del saber. La ciencia y la tecnología poseen como denominador común el estar vinculadas a la sociedad, como expresiones de la práctica humana, inmersas en un entramado de intereses y valores muchas veces en conflicto. Son construcciones sociales en las que intervienen actores con sus propios intereses y valores.

Hay períodos histórico-culturales que en dependencia de múltiples factores son más o menos trascendentes siendo el desarrollo de la ciencia y la técnica uno de ellos. Pero hay que analizar, además de las condicionantes sociales, lo que atañe a sus consecuencias sociales y ambientales, porque no todo lo que la ciencia y la tecnología producen repercute positivamente para la sociedad. (Núñez Jover, J.; Maldonado, C.O.; Toscanini Segale, L.M.; Passailaigue Baquerizo, R.; Hidalgo Proaño, F.; Flores Zapata, G. 2014).

En Cuba se hacen esfuerzos por mantener un nivel creciente de actualización científica y técnica. En el caso de la salud nuevas tecnologías médicas de incuestionable eficacia diagnóstica o terapéutica, se incorporan progresivamente a los servicios asistenciales con el propósito de mejorar el estado de salud de la población, e incrementar así la calidad de vida de nuestro pueblo.

Política y apropiación social del conocimiento.

En el año 1959 se desencadenó en Cuba un proceso de profundas transformaciones sociales cuyos objetivos socialistas se declararon oficialmente en 1961. Uno de los signos característicos del programa social inaugurado y uno de sus sentidos principales fue la implantación de lo que llamaremos una "política del conocimiento".

Para argumentar este tema, desde una perspectiva histórica, en el corazón de la civilización contemporánea, está la tecnología moderna, denominada "ciencia intensiva" según Núñez Jover, J. (1994), donde el desarrollo tecnológico lo está alterando todo, desde lo económico, lo político, hasta lo social, a través de las influencias externas al organismo humano, la vida íntima de las personas, los patrones de consumo y conducta, la reproducción humana, la extensión de la vida y sus límites con la muerte. La tecnología lo invade todo en nuestro mundo contemporáneo. Todo esto es el reflejo de los resultados históricos de esos procesos sociales, como por ejemplo:

1- La *revolución científica* de los siglos XVI y XVII que dio origen a las ciencias modernas y desencadenó los procesos de institucionalización y profesionalización de la práctica científica y su influencia en el desarrollo de una cultura podológica en el hombre.

2- Las *revoluciones industriales* y sus profundos cambios tecnológicos que hacia la segunda mitad del siglo XX surgen, con el paradigma tecnológico, especialmente intensivo en el consumo del conocimiento, e impactante en término de su alcance social, donde la creciente aproximación de los cambios tecnológicos con las ciencias tienden a fundirse como en el desarrollo de las técnicas podológicas y la tecnología que se asumen como complementos, desde el punto de vista de implementación, avituallamiento, la atención a las nuevas tecnologías médicas, biofarmacológicas y su impacto social.

3- El ascenso del capitalismo y su hegemonía mundial, afirmado luego en la crisis y desmoronamiento del socialismo euroasiático y la consolidación de las ciencias modernas, son los procesos históricamente paralelos e interconectados donde la mundialización del capitalismo es un proceso asociado no tan solo con las fuerzas productivas y las relaciones de producción que le proporcionan su fundamento, sino con los puntos de consumo que el mismo promueve y su impacto social en el campo de la medicina con los modernos equipamientos, con tecnología de punta, no asequible a los países del tercer mundo, la discriminación de la política de países, la política del robo de cerebros y talentos, que constituye un robo al trabajo y al esfuerzo de los diferentes pueblos.

4- El surgimiento, afirmación y crisis del socialismo mundial han sido determinantes en el desarrollo científico y tecnológico de este siglo, por sus éxitos en el campo de las ciencias y la tecnología y por sus respuestas de los avances que demandaron del capitalismo una adaptación de las formas de explotación con nuevas fórmulas neoliberales en el contexto de la guerra fría.

5- La fractura económica entre países desarrollados y subdesarrollados, donde la riqueza mundial está concentrada en una minoría de países, ese poder se apoya en el dominio de las ciencias y de la técnica, por lo que se hace más difícil para cualquier país subdesarrollado avanzar en su desarrollo tecnológico y científico, lo cual se ve reflejado en los indicadores de salud de Centro América y el Caribe así como en los países africanos por citar algunos ejemplos. En el caso específico de Cuba, asediada por el bloqueo impuesto por el Gobierno de los Estados Unidos, ha impedido el acceso directo a las nuevas tecnologías obligando a realizar convenios mediante terceros países por ende encareciéndose tres veces el precio real de dichos productos. A pesar de ello los cubanos han dado respuestas cada vez más convincentes de las ventajas que ofrece su modelo social, de hecho no son pocos los éxitos de la medicina cubana tanto en el sistema nacional de salud como en áreas internacionales, demostrado en la práctica del internacionalismo proletario, fundamentalmente al mundo subdesarrollado y el acceso de todo el pueblo sin ninguna distinción como principio de la revolución.

6- Los acontecimientos europeos que transcurren fundamentalmente entre los siglos XV y XX. En ese plazo se desenvuelven en Europa tres grandes procesos revolucionarios interconectados de manera creciente: La Revolución Burguesa, la Revolución Científica y la Revolución Industrial. (Núñez Jover, J.; 1994), (Núñez Jover, J.; Maldonado, C.O.; Toscanini Segale, L.M.; Passailaigue Baquerizo, R.; Hidalgo Proaño, F.; Flores Zapata, G. 2014).

Consideraciones Generales del Pie Diabético (PD) en la Ciencia-Tecnología-Sociedad.

Las investigaciones e intervenciones acerca de los conocimientos, las actitudes y las prácticas de las personas con diabetes, iniciadas en el Instituto Nacional de Endocrinología, han sido un pilar fundamental del Programa Nacional de Atención y Educación al Paciente Diabético, implementado en 1981.(García, R.; Suárez, R. 2007). Sus resultados contribuyen a evitar las complicaciones y elevar la calidad de vida de los enfermos, que han podido prescindir del uso de nuevos tipos de insulina u otras tecnologías. Aunque se ha introducido el Heberprot-P® como tratamiento eficaz de las úlceras del pie diabético, (Berlanga, J.; Fernández, J.I.; López, E.; López, P.A.; del Río; A.; Valenzuela, C.; et al. 2013). se demostró que solo con el cumplimiento estricto de las normas terapéuticas e higiénicas contenidas en el programa, el paciente puede obtener el máximo beneficio del producto, mostraron un aumento de los conocimientos y las destrezas de los pacientes para el cuidado diario (independientemente de la edad, el grado de escolaridad, el tipo y la duración de la diabetes), asociado a una notable disminución de las cifras promedio de hemoglobina glicosilada (HbA1), y la reducción de las dosis de medicamentos, la frecuencia de sobrepeso corporal y el número promedio de hospitalizaciones por descompensación (García, r.; Suárez, R. 2007),(García, R.; Suárez, R. 2007b).

En los pacientes con diabetes tipo 1 de inicio reciente, se estudió la aparición y el desarrollo de las complicaciones a largo plazo. Se encontró que la frecuencia de retinopatía diabética había sido significativamente menor en el grupo seguido con una metodología interactiva —basada en el diálogo constructivo entre quien emite la información y quien la recibe; de esta forma, se escuchan criterios, se desarrollan habilidades para afrontar las diferentes exigencias terapéuticas y se trabaja para desarrollar motivaciones y autoconfianza para afrontar los problemas—, con respecto a los pacientes que solo recibían educación individual mediante la consulta médica tradicional. Un resultado similar se obtuvo cuando se evaluó la evolución de la nefropatía y la neuropatía periférica. (García, R.; Suárez, R. 2007).

Lo expuesto no minimiza la magnitud de la diabetes como problema de salud, por lo que se debe continuar trabajando en la comunidad con los pacientes y la población general para su prevención, mediante el cumplimiento correcto del tratamiento médico e higiénicosanitario. (García, R.; Suárez, R. 2007b). Sigue siendo fundamental la divulgación de la importancia de la autorresponsabilidad en la salud. (Luis-Gonzálvez, I.P. 2017) Las personas con discapacidad constituyen uno de los sectores más vulnerables en todas las sociedades; en la actualidad, su atención y estudio son un desafío en cualquier país. En Cuba se diseñó y realizó el primer estudio integral de personas con discapacidad entre los años 2001 y 2003. (Añé Aguiloche, L.; Granda Dihigo, J. 2008). El Pie Diabético constituye una de las causas de discapacidad.

El Pie Diabético (PD) y su impacto sobre los sistemas de salud, ha sido puesto de manifiesto en diferentes estudios en todos los continentes, por su complejidad etiopatogénica y clínica es una entidad interdisciplinaria en su estudio y tratamiento. Definimos al PD como una alteración clínica de base etiopatogénica neuropática e inducida por la hiperglucemia mantenida, en la que con o sin coexistencia de isquemia y previo desencadenante traumático, produce lesión y/o ulceración del pie La complicación más temida de la DM es el Pie Diabético y como consecuencia de este la amputación de un miembro, con la carga psicológica y social que lleva aparejada. En Cuba el Centro de Ingeniería Genética y Biotecnología (CIGB), institución del polo científico de la capital , asumiendo enfoques muy actuales de la eficiencia en la dirección científica y tecnológica trabaja en la solución de problemas vinculados con los programas de desarrollo económico y social más importantes del país y sus territorios, ha desarrollado el factor de crecimiento humano recombinante a través del medicamento Heberprot-P, producto único en el mundo para el tratamiento de esta entidad que propone cambios en los conceptos quirúrgicos del PD y abre un abanico de posibilidades para el abordaje tratamiento de esta entidad y la mejora de la calidad de vida del paciente diabético afectado.

Es incalculable el beneficio a la dimensión humana que ejerce la aplicación del Heberprot-P en la atención al PD, en el desarrollo de la cultura y la ciencia llevando implícita la visión del hombre como ente social e individual, como principio y fin de un proceso que integra la dimensión económica, con la social, la política, la jurídica y la ética. (Farrel, G.E.; Egana, E.; Fernández, F. 2003).

La dimensión del desarrollo humano, concepción que se extiende hasta nuestros días cada vez con mayor fuerza y amplitud, se concibe no sólo como el ingreso y el crecimiento económico, sino que engloba también el florecimiento pleno y cabal de la capacidad humana y destaca la importancia de poner las necesidades, aspiraciones y opciones del individuo en el centro de las actividades de desarrollo.

Incluye criterios más amplios; introduce una visión del hombre en su doble condición de ente social e individual, como eje central, principio y fin de un proceso.

La atención especializada al PD es un proceso en el cual se amplían las oportunidades del ser humano, en principio estas oportunidades pueden ser infinitas y variar con el tiempo. Sin embargo, a todos los niveles del desarrollo, las tres más esenciales son: la recuperación funcional de sus actividades garantizando vivir con calidad, adquirir conocimientos que elevaran su nivel cultural y tener acceso a los recursos necesarios para lograr una pronta reincorporación a la sociedad.

La atención al paciente diabético no actúa en un vacío social, lo hace dentro de modelos sociales, con sus propias estructuras económicas y políticas, sus correspondientes actores (pacientes) sociales. Son esos modelos, estructuras y actores los que determinan la producción y uso de la terapéutica, en particular el uso de técnicas con un enfoque más científico y tecnológico ejemplo genuino de ello es el uso del Heberprot-P en la atención del PD.

La producción, difusión y uso de la ciencia y la tecnología son procesos socialmente condicionados. Las trayectorias tecnocientíficas y sus impactos dependen notablemente de las sociedades y los intereses que en ellas actúan.

La función de la técnica se vincula a la realización de procedimientos y productos, cuyo ideal es la utilidad, se refiere a procedimientos operativos útiles desde el punto de vista práctico para determinados fines.

La aplicación del Heberprot-P en la atención al Pie diabético para satisfacer las necesidades de la sociedad.

Retomando algunos aspectos de la revolución científica en Europa, la atención a estas dolencias se centraba en la clase social dominante en aquel entonces, con tendencias burguesas y que comenzó a descubrir la supremacía en las contiendas de imposición del nuevo orden social a partir de las conquistas expansionistas que se liberaron en aquella época. (CITMA, 2001)

Después de la segunda guerra mundial es que avanza el estudio del pie diabético como entidad, con un nuevo enfoque que responde a la ciencia, la tecnología y la sociedad como una necesidad de elevar la calidad de vida de la población. En nuestro país, solo después del 1959 es que se dan pasos agigantados existiendo todo un Programa de Atención a las Enfermedades Crónicas no Transmisibles como la diabetes, hoy convertida en una pandemia. (Díaz, R.M. (s.f) (García Palacios, E. y otros. 2001)

Escasas publicaciones han abordado el impacto social que tiene la aplicación del Heberprot - P en los pacientes con UPD, así como en los profesionales a cargo de su atención. Es por esta razón que los datos acerca de la influencia del fármaco en la mejora del tratamiento médico y la calidad de vida de estos pacientes requieren ser enriquecidos con los resultados de estudios humanísticos: "Es que la puesta del conocimiento científico al servicio del hombre también pasa por el filtro de ese pensamiento, por el entendimiento de un humanismo capaz de dirigir el saber y su aplicación no a saciar las exigencias del mercado, cada vez más voraz y descontrolado, sino a satisfacer las necesidades esenciales del hombre, sean materiales o espirituales". (Baujín Pérez, J.A. 2013).

Estas ideas resumen la esencia de la novedad científica, la cual urge para continuar una práctica médica iniciada con grandes potencialidades para la salud humana y el bienestar social en general.

El Heberprot-P se distingue al constituir el único medicamento (solución inyectable) disponible en el mercado mundial hasta el momento para la cicatrización de las úlceras severas de pie diabético (UPD), el cual disminuye significativamente el riesgo de amputación por esta causa. Desde su inclusión en el cuadro básico de medicamentos en Cuba a partir de 2007, ha sido registrado en 26 naciones y aplicado a más de 168 000 pacientes de los cuales más de 36 000 son cubanos. (Ministerio de Salud Pública. Anuario Estadístico de Salud 2020)

En cuanto a la prevalencia de la Diabetes Mellitus como uno de los problemas de salud en Cuba su índice está calculado en un 55.7 % y a nivel de provincia resulta un 63.4 % de acuerdo con la tasa por 1000 habitantes, lo cual indica que continúa siendo una dolencia significativa en la población cubana. (Del Risco Turiño, C.A. 2013). (Ministerio de Salud Pública. Anuario Estadístico de Salud 2014)

La úlcera del pie diabético según Fernández Costales, J.M. (2009), tiene una incidencia anual en el mundo de alrededor de un 2 % y una prevalencia entre 2 y 10 % según la región. Afecta con mayor frecuencia a los pacientes entre 45 y 65 años de edad. Se identifica entre las complicaciones más temidas de la Diabetes Mellitus: "Las úlceras del pie diabético (UPD) constituyen una puerta de entrada para la infección local o sistémica, lo que representa un gran riesgo en estos pacientes que pueden tener compromiso de la respuesta inmune. La infección es una causa importante de hospitalización y un factor de riesgo de amputación de miembros inferiores, que debe ser diagnosticada y tratada precozmente".

El elevado número de pacientes mayores de 60 años indica que la educación diabetológica que se realiza en el territorio y la isla incide en que las complicaciones de la enfermedad aparezcan en edades más tardías respecto a lo que ocurre en otros países de la región.

Se debe puntualizar respecto a la accesibilidad al servicio la importancia de acudir a tiempo por la vía de la asistencia primaria a las consultas de Atención Integral al Paciente con Pie Diabético, pues contribuye en gran medida a evitar complicaciones. La llegada al ingreso por servicio de urgencia significa un tratamiento y recuperación compleja, fuera de lo mejor posible para llevar a cabo la asistencia médica. Con ello se demuestra que existe insuficiente promoción acerca del Programa y como acceder al mismo dentro de la población diabética por lo que deben incrementarse las actividades con este fin en las comunidades y consultorios médicos de la familia. Este es un asunto que debe concertarse entre los promotores y las áreas de salud. (Fernández, J.M. 2009)

Este aspecto presenta una de las dificultades a priorizar en busca de su mejoría: convertir el médico de la familia como la principal vía de acceso al programa estudiado.

La efectiva relación médico-paciente a través de la información correcta y oportuna a enfermos y sus familiares trasciende en aras de lograr un convencimiento adecuado que les permita transitar con éxito a los protagonistas las diferentes semanas bajo la aplicación de cada dosis del medicamento inyectable.

Sin embargo, vale acotar que en la literatura científica estudiada con respecto a Cuba no se registran análisis con enfoque social acerca del tratamiento estudiado. Por ejemplo valoración tabulada del apoyo familiar, de la situación de la convivencia o la observación científica en cuanto al acto en sí mismo de la aplicación del medicamento Heberprot-P.

Destaca la necesidad apremiante de actuar desde el nivel primario de salud para lograr el tratamiento oportuno del paciente afectado, lo que tendrá una incidencia directa en la disminución de las amputaciones de miembros inferiores en la provincia. (González, C.; Pérez Mederos, L.M.; Peraltas Pérez, G. 2014).

Se estima que entre el 15 y el 25 por ciento de los pacientes con diabetes desarrollarán úlceras en algún momento de su vida. De estos pacientes entre un 10 y un 30 por ciento sufrirá además una amputación. Según estadísticas de la Federación Internacional de

Diabetes (IDF, según sus siglas en inglés) como consecuencia de la progresión de estas heridas. Cada 30 segundos se produce en algún lugar del mundo una amputación a causa de la diabetes.

La evolución TORPIDA de los diabéticos hacia una AMPUTACION MAYOR es apenas 5 o 10 años por las SEVERAS COMPLICACIONES SISTÉMICAS (VASCULARES PRINCIPALMENTE) DE MUY MAL PRONOSTICO, pues el 30 % fallecen en el primer año después de la intervención y al cabo de 5 años, 50 % sufren la amputación de la otra extremidad inferior con el consiguiente daño físico psicosocial del paciente y familiares.

Las ventajas del empleo de esta tecnología proporciona múltiples ventajas como son:

➢ Acelera la cicatrización de Úlceras PD (UPD) profundas y complejas.

➢ Disminuye el riesgo de las amputaciones en pacientes con UPD.

➢ Demostrada eficacia pues luego de tres semanas de tratamiento con el producto se ha observado granulación en más del 80% de pacientes con UPD entre 1 y 80 cm2.

➢ Contribuye a mejorar la calidad de vida de los pacientes ya que reduce el número y la extensión de debridaciones quirúrgicas ó remoción del tejido necrótico, además de prevenir las recidivas.

➢ Reduce el tiempo de cicatrización y con ello, las complicaciones derivadas, tales como la gangrena y la infección o sobre-infección, posibilitando redestinar recursos a pacientes de pronósticos más difíciles. (Ministerio de Salud Pública. Anuario Estadístico de Salud 2020.)

Otro ejemplo de resultados de la innovación y aplicación de la tecnología es el siguiente según Fernández Montequín, J.I.; La O Hernández, E.; Suen Díaz, J.E. (2021)

Las úlceras del pie diabético resultan las complicaciones más frecuentes en las personas con diabetes. Se conocen diferentes formas de tratamiento para esta enfermedad, con más o menos efectividad, pero no resuelven el problema en la totalidad de los casos. La combinación del estimulador eléctrico Stimul W® y el medicamento Heberprot-P® se han empleado, de manera independiente y con resultados satisfactorios, como alternativas para el tratamiento de estas lesiones. Comprobar si la acción combinada de ambos procedimientos permite alcanzar mejores resultados, permitiría contribuir a resolver un problema de alta prevalencia mundial. Se logró la cicatrización de la lesión, al obtener un 100 % de tejido de granulación y la disminución significativa de sus dimensiones, lo que mostró que la terapia aplicada constituye una alternativa para el tratamiento de este tipo de úlcera.

Para la aplicación del tratamiento se diseñó la terapéutica, primeramente, encaminada al control de las enfermedades de base (DM y sus comorbilidades), así como las conductas quirúrgicas locales normadas en el servicio donde está ingresado. El tratamiento aplicado a la lesión ulcerosa crónica consistió en el empleo conjunto del medicamento Heberprot-P® y el Stimul W®. (Fernández Montequín, J.I.; La O Hernández, E.; Suen Díaz, J.E. ,2021)

El tratamiento se inició con la combinación del Heberprot-P® y el Stimul W®, e incluyó 12 sesiones de infiltración local, en días alternos, con el medicamento y 12 sesiones diarias de 30 minutos cada vez con el estimulador, con corrientes en la escala de 8 (aproximadamente 1,5 mA) y los dos canales de estimulación. El tratamiento no fue aplicado los fines de semana.

El resultado del tratamiento después de 28 días de aplicación del tratamiento combinado, se decide dar al paciente el alta hospitalaria, ya que se observó la cicatrización total de la lesión. Esto demostró la efectividad de la terapéutica.

Durante más de una década, en diferentes instituciones de salud de Cuba y el extranjero se ha aplicado el estimulador eléctrico Stimul W®, destinado a la aceleración de la cicatrización de úlceras y heridas que presentan dificultad para realizar este proceso. Fue desarrollado en 1996 por el Instituto Central de Investigación Digital –hoy Combiomed Tecnología Médica Digital– para el tratamiento de varios tipos de estas lesiones, entre ellas: úlceras por presión, de los miembros inferiores, maleolares (propias de pacientes drepanocíticos) y las UPD, con buenos resultados.

Se logró la cicatrización de la lesión, al obtener un 100 % de tejido de granulación y la disminución significativa de sus dimensiones, lo que mostró que la terapia aplicada es una alternativa para el tratamiento de este tipo de úlcera. (Fernández Montequín, J.I.; La O Hernández, E.; Suen Díaz, J.E. 2021)

Ambos elementos utilizados son de producción nacional y eso muestra como el potencial científico del país se ha fortalecido y ha evolucionado en favor de resolver una situación de salud que afecta gravemente e incapacita al ser humano que la padece, así como le devuelve la salud, le devuelve la esperanza a él y su familia así como lo reincorpora socialmente ya sea su trabajo como a su hogar o a sus hábitos diarios.

CONCLUSIONES GENERALES

> La integración de los estudios del PD en la ciencia y la tecnología constituyen un proceso **social** en constante desarrollo, proponiendo cambios en los conceptos quirúrgicos del PD, abriendo un abanico de posibilidades para el abordaje de esta entidad, donde valores culturales, políticos y económicos contribuyen a configurarlos, incidiendo sobre la sociedad que los mantiene, revistiendo gran importancia en el mantenimiento de la salud y la calidad de vida de la población e incidiendo directamente en todas las esferas tanto en la cultural, como en la política y la económica.

> Destaca la necesidad apremiante de actuar desde el nivel primario de salud para lograr el tratamiento oportuno del paciente afectado, lo que tendrá una incidencia directa en la disminución de las amputaciones de miembros inferiores en la provincia.

RECOMENDACIONES

➤ Abordar el tema en revisiones u artículos que reflejen el estado actual de la atención primaria de estos pacientes y su seguimiento así como presentaciones de caso en la búsqueda de nuevas soluciones o combinaciones más efectivas.

➤ Continuar exhortando a la investigación y búsquedas de nuevas soluciones con las herramientas que tenemos.

Referencias Bibliográficas.

1. Albornoz, M. (2001): Política científica y tecnológica: una visión desde América Latina. Revista Iberoamericana de Ciencia, Tecnología Innovación y Sociedad, No. 1.

2. Álvarez González, A. (2008). Investigación cualitativa. Selección de lecturas. La Habana: Editorial Ciencias Médicas; 2008.

3. Álvarez Sintes, R.; Fernández Sacasas, J.A.; Toledo Curbelo, G.J.; Margarita Toledo, A.; Quesada Rodríguez, M.; Salas Salazar, O.J., [et al.] (2003). Introducción a la tecnología de la salud. La Habana: ISC-H, 2003:2-4.

4. Añé Aguiloche, L.; Granda Dihigo, J. (2008). La asistencia social en Cuba. Su situación actual y principales programas. La Habana: Centro de Estudios de Población y Desarrollo; 2008. [Acceso el 2 de octubre de 2021.]. Disponible en: http://www.one.cu/publicaciones/cepde/cuaderno/Articulo%206.pdf. [Google Scholar]

5. Baujín Pérez, J.A. (2013). Sin cultura humanista potente no hay plenitud del hombre en el reino de este mundo. Rev. Universidad de La Habana. 2013;(276):228-38.

6. Berlanga, J.; Fernández, J.I.; López, E.; López, P.A.; del Río; A.; Valenzuela, C.; et al. (2013). Heberprot-P: a novel product for treating advanced diabetic foot ulcer. [Acceso el 2 de octubre de 2021]; MEDICC Rev. 2013 15(1):11–15. Disponible en: http://www.medicc.org/mediccreview/index.php?issue=23&id=287&a=vahtml. [PubMed] [Google Scholar]

7. BioCubaFarma. Catálogo comercial. La Habana: BioCubaFarma; 2017. [Acceso el 21 de abril de 2017.]. Disponible en: http://www.biocubafarma.cu/wp-content/uploads/2014/10/BCF-Catalogo.pdf. [Google Scholar]

8. Castro Díaz-Balart, F. (2001). Ciencia, Innovación y Futuro. Ediciones Especiales. Instituto Cubano del Libro, La Habana, 2001.

9. Castro Díaz-Balart, F. (2003). Ciencia, Tecnología y Sociedad. La Habana. Editorial Científico-Técnica, 2003:7-8.

10. Castro Díaz-Balart, F. (2017). Rediseñar el sistema de ciencia e innovación. Cubadebate. 2017 septiembre 6. [Acceso el 2 de octubre de 2021.]. Disponible en: http://www.cubadebate.cu/opinion/2017/09/06/redisenar-el-sistema-de-ciencia-e-innovacion/#.WeZqAXbB-M8.

11. Castro Ruz, F. (2003). Nada es imposible para nuestro pueblo heroico y revolucionario. Granma 2003, sept. 18. 39 (224):3-5.

12. CITMA (2001) (Ministerio de Ciencia, Tecnología y Medio Ambiente): Documentos rectores de la ciencia y la innovación tecnológica. Editorial Academia, La Habana, 2001, p. 55-74

13. Colectivo de Autores. Por la vida. La Habana: Casa Editora Abril; 2004. [Google Scholar]

14. Curso Universidad para Todos. (2005). Fundamentos de la Ciencia Moderna. Editorial. Juventud Rebelde. 2005. 31 P.

15. Del Risco Turiño, C.A. (2013).Sistema de acciones para perfeccionar el consentimiento informado en las amputaciones mayores en la angiología camagüeyana [tesis]. Camagüey: Universidad de Ciencias Médicas. Centro para el Desarrollo de las Ciencias Sociales y Humanísticas en Salud; 2013 [citado 15 Mayo 2021]. Disponible en: http://tesis.cmw.sld.cu/pdf/1162-CRT-Sis.pdf

16. Díaz Salina, L.; Iser Rondon, D., Pérez Fuentes; D.; Díaz Salina ,R,; Palacio Verdecia, Y. (2015). Tratamiento y evolución de pacientes con úlceras del pie diabético. Rev. Cubana Angiol. Cir. Vasc. [Internet]. 2015 Jun [citado 2015 Mayo 21];16(1):29-36.Disponible en: http://scieloprueba.sld.cu/scielo.php?script=sci_arttext&pid=S1682-00372015000100005&lng=es

17. Díaz, R.M. (s.f). Ciencia, tecnología y algunas soluciones para problemas de la sociedad [en línea] URL:

http://www.cubaliteraria.cu/evento/filh/2004/textos/fidel_castro_diaz_balart.ht m [consulta realizada el 14 noviembre del 2021]

18. Drain, P.K.; Barry, M. (s.f) Fifty years of U.S. embargo: Cuba's health outcomes and lessons. [Acceso el 24 de septiembre de 2021.]; Science. 2010 30(5978):572–573.   328.   Disponible   en: http://www.sciencemag.org/cgi/content/full/328/5978/572. [PMC free article] [PubMed] [Google Scholar]

19. Escalante Padrón, O.; Álvarez Escalante, G.; Manchola Padrón, E.; Álvarez Hidalgo, R. (2014). Impacto social de una tecnociencia: Heberprot-P. Rev. Hum. Med. [Internet]. 2014 Abr [citado 2021 Ene 20]; 14(1):184-205. Disponible en: http://scielo.sld.cu/scielo.php?script=sci_arttext&pid=S1727-81202014000100012&lng=es

20. Escobar Amarales, Y.; Torres Romo, U.R.; Escalante Padrón, O.; Fernández Franch, N.; Ibarra Viena, V.; Miranda Rodríguez, E. (2014). El Heberprot-P® en el tratamiento de úlceras del pie diabético. AMC [Internet]. 2014 Jun [citado 28Oct   2021];   18(3):297-308.   Disponible   en: http://scielo.sld.cu/scielo.php?script=sci_arttext&pid=S1025-02552014000300005&lng=es

21. Estébanez, M.E. (2007). Impacto de la ciencia y la tecnología en la sociedad actual: estrategias de medición. TALLER de indicadores de Evaluación de Bibliotecas.3-4 de diciembre de 2007.La Plata. Argentina

22. Falcón Fariñas,I.N.; Nordelo Valdivia, A.; Escalante Padrón,O.;Campal Espinosa, A.C. (2016). Aspectos sociales de la aplicación del Heberprot-P en el servicio de Angiología del Hospital Manuel Ascunce Doménech. Rev. Hum. Med vol.16 no.1 Ciudad de Camagüey ene.-abr. 2016. *versión On-line* ISSN 1727-8120

23. Farrel, G.E.; Egana, E.; Fernández, F. (2003). Investigación científica y nuevas tecnologías. La Habana: Editorial Científico-Técnica, 2003:13-32.

24. Fernández Costales, J.M. (2009). Apuntes sobre Podología. Editorial Ciencias Médicas. C. Habana. Cuba. 2009.

25. Fernández Costales, J.M. (2009). Manual de Buenas Prácticas Quiropodológicas. Primera edición. Editorial Ciencias Médicas. Ciudad de la Habana, 2009. ISBN. 978-959-212-576-6.

26. Fernández Montequín, J.I.; La O Hernández, E.; Suen Díaz, J.E. (2021) Stimul W® y Heberprot-P® unidos en el tratamiento de la úlcera del pie diabético Revista Cubana de Angiología y Cirugía Vascular. 2021; 22(1):e300

27. Figaredo Curiel, F.C. (2013). Fundamentos teóricos del campo Ciencia-Tecnología-Sociedad. Rev. Hum. Med. [Internet]. 2013 Agosto [citado 20 Ene 2021];13(2). Disponible en: http://www.humanidadesmedicas.sld.cu/index.php/hm/article/view/395/208

28. García Palacios, E. y otros. (2001). Ciencia, tecnología, sociedad: una aproximación conceptual. Organización de Estados Iberoamericanos para la Educación, la Ciencia y la Cultura, Madrid. 166 p.

29. García Rodríguez, J.F.; Betancourt Bethencourt, J.A.; Martínez Álvarez, F. (2011). La transdisciplina y el desarrollo humano. México: Editorial Dirección de Calidad y Enseñanza en Salud; 2011.

30. García, R.; Suárez, R. (2007). Resultados de la estrategia cubana de educación en diabetes tras 25 años de experiencia. [Acceso el 19 de abril de 2021]; Rev. Cubana Salud Publica. 2007 33(2):1–16. Disponible en: http://scielo.sld.cu/pdf/rcsp/v33n2/spu08207.pdf. [Google Scholar]

31. García, R.; Suárez, R. (2007b). La educación a personas con diabetes mellitus en la atención primaria de salud. [Acceso el 19 de abril de 2021]; Rev. Cubana Endocrinol. 2007 18(1) Disponible en: http://scielo.sld.cu/scielo.php?script=sci_arttext&pid=S1561-29532007000100005. [Google Scholar]

32. Gómez, M. Programa de Rehabilitación Cardiovascular Integral [en línea] URL: http://members.tripod.com/~ramella/rehabilitacion/yrefa9.htm [consulta realizada el 14 de noviembre de 2021]

33. González Fernández, R.S.; Arteaga Yera, A.L.(2015). La tecnología SUMA en el Sistema Nacional de Salud. Actas Cuba Salud 2015, Convención

Internacional de Salud Pública; 2015 abril 20–24; La Habana, Cuba. La Habana: Editorial Ciencias Médicas; 2015. [Acceso el 2 de octubre de 2021.]. Disponible en: http://www.convencionsalud2015.sld.cu/index.php/convencionsalud/2015/pap er/view/1089/606. [Google Scholar]

34. González, C.; Pérez Mederos, L.M.; Peraltas Pérez, G. (2014). Resultados de la utilización del Heberprot-P. Acta Med Centro [Internet]. 2014 [citado 15 Nov 2021]; 8(4). Disponible en: http://www.revactamedicacentro.sld.cu/index.php/amc/article/view/192/pdf

35. Lage, A. (2017). Sociedad del conocimiento y soberanía nacional en el siglo XXI: el nexo necesario. La Habana: Fundación Alejo Carpentier; 2017. [Acceso el 2 de octubre de 2021.]. Disponible en: http://www.fundacioncarpentier.cult.cu/carpentier/sociedad-del-conocimiento-y-soberania-nacional-en-el-siglo-xxi-el-nexo-necesario. [Google Scholar]

36. Lázaro y Mercado, P.L. (1998). Desarrollo, innovación y evaluación de la tecnología médica. En: Sociedad Española de Salud Pública. La Salud Pública y el Futuro Estado de Bienestar. Granada: Escuela Andaluza de Salud Pública, 1998:345-373.

37. Linares Pérez, N. (s.f). Aplicación de los enfoques de salud de la población y los determinantes sociales en Cuba. Rev. Cubana Salud Pública [Internet]. 2015 Marzo [citado 2021 Abr 01]; 41(1). Disponible en: http://scieloprueba.sld.cu/scielo.php?script=sci_arttext&pid=S0864-34662015000100009&lng=es

38. López Cerezo, J.A. (1998). Ciencia, Tecnología y Sociedad, el estado de la cuestión en Europa y Estados Unidos. Revista Iberoamericana de Educación .OEI. No 18, septiembre-diciembre 1998. http// www.oei.es/rie 18. htm.

39. López Puig, P. (2013) Procedimiento metodológico para caracterizar la integración en redes de servicios de salud del primer nivel de atención. Cuba, 2013 [tesis]. La Habana: Escuela Nacional de Salud Pública; 2014 [citado 15 Mayo 2021]. Disponible en: http://tesis.repo.sld.cu/829/1/L%C3%B3pez_Puig.pdf

40. Luis-Gonzálvez, I.P. (2017). Personal responsibility in Cuba's universal health model. [Acceso el 2 de octubre de 2021]; MEDICC Rev. 2017 19(2–3):76–76. Disponible en: http://www.medicc.org/mediccreview/index.php?issue=43&id=595&a=vahtml. [Google Scholar]

41. Martin Cordero, J.E. (2008). Agentes Físicos en Rehabilitación. Edit. Científico Técnico, La Habana, 2008.

42. Martínez Gómez, C. (2003). Salud familiar. Edit. Científico Técnico, La Habana, 2003.

43. Medicina Física y Rehabilitación. (1995). Editorial Panamericana, Buenos Aires. 1995.

44. Mendoza Hernández, I.; Cachimaille Benavides, Y.; Guerra Chaviano, P.P.; Robaina García, M.; Dámaso Fernández, J.; Wilford de León, M., et al. (2010). Impacto en la asistencia médica cubana de la extensión nacional del ior®LeukoCIM a través de ensayos clínicos. [Acceso el 24 de septiembre de 2021.]; Rev. Cubana Farm. 2010 44(supl 2):1–14. Disponible en: http://bvs.sld.cu/revistas/far/vol44_sup2_10/Impacto%20en%20la%20asistenc ia%20medica%20cubana%20de%20la%20extension%20nacional%20del%20i or%20LeukoCIM%20a%20traves%20de%20EC.pdf. [Google Scholar]

45. Ministerio de Salud Pública. Anuario Estadístico de Salud 2020. (2020), La Habana: Registros Médicos y Estadísticas de Salud; 2020 [citado 29 noviembre 2021]. Disponible en: http://files.sld.cu/dne/files/2014/05/anuario-2020-esp-e.pdf

46. Mirabal Nápoles, M.; Rodríguez Sánchez, J.; Guerrero Ramírez, M.; Álvarez Muñoz; M. (2011). Modelo teórico para la evaluación de impacto en programas de Salud Pública. Rev. Hum Med. [Internet]. 2012 Ago. [citado 2021 Ene 20]; 12(2):167-83. Disponible en: http://scieloprueba.sld.cu/scielo.php?script=sci_arttext&pid=S1727-81202012000200002&lng=es

47. Montalvo, L.F.; Núñez Jover, J.(2005). La gestión del conocimiento, la ciencia y la tecnología en la nueva universidad, una aproximación conceptual.

Conferencia en la VIII Junta consultiva sobre el Postgrado en Iberoamérica. 4 de Febrero del 2005 (Material Digitalizado).

48. Navarro-Machado, V.R.; Falcón-Hernández, A.; Espinosa-Brito, A.D.; Romero-Cabrera, A.J. (2000). A scientific and technological innovation system in a Cuban hospital (2000–2014) [Acceso el 21 de abril de 2021.]; MEDICC Rev. 2016 18(1–2):34–40. Disponible en: http://www.medicc.org/mediccreview/index.php?issue=38&id=518&a=vahtml. [Google Scholar]

49. Núñez Jover, J.; Maldonado, C.O.; Toscanini Segale, L.M.; Passailaigue Baquerizo, R.; Hidalgo Proaño, F.; Flores Zapata, G. (2014). ¿Para qué ciencia, tecnología y sociedad en las universidades? Guayaquil: Universidad Espíritu Santo, Universidad Católica Santiago de Guayaquil, Universidad Ecotec, Universidad de La Habana; 2014.

50. Organización Mundial de la Salud. Experiencia cubana en la producción local de medicamentos, transferencia de tecnología y mejoramiento en el acceso a la salud. Ginebra: OMS; 2015. [Acceso el 21 de abril de 2021.]. Disponible en: http://www.who.int/phi/publications/Cuba_case_studySP.pdf. [Google Scholar]

51. Organización Mundial de la Salud. Investigaciones sobre una cobertura sanitaria universal. Informe sobre la Salud en el Mundo, 2013. Ginebra: OMS; 2013. [Acceso el 21 de abril de 2021.]. Disponible en: http://apps.who.int/medicinedocs/documents/s22233es/s22233es.pdf. [Google Scholar]

52. Partido Comunista de Cuba. Actualización de los Lineamientos de la Política Económica y Social del Partido y la Revolución para el Período 2016–2021, aprobados en el 7.°; Congreso del Partido en abril de 2016 y por la Asamblea Nacional del Poder Popular en julio de 2016; La Habana. 2016. [Acceso el 14 de abril de 2027.]. Disponible en: http://www.granma.cu/file/pdf/gaceta/01Folleto.Lineamientos-4.pdf. [Google Scholar]

53. Pérez Montoya ER. (2017). Ciencia, tecnología e innovación en Cuba. Desafíos y proyecciones.; Congreso Internacional Pedagogía; 2017 enero 30-febrero 3; La Habana. 2017. [Google Scholar]

54. Peters, D.H.; Tran, N.; Adam, T. (2013). Investigación sobre la implementación de políticas: guía práctica. Alianza para la investigación en política y sistemas de salud. Ginebra: Organización Mundial de la Salud; 2013. [Google Scholar]

55. Portuondo, M.; Cobas, M.; Zacca, E.; López, J.; Lantigua, A.; Boligán, Y.; et al. (2016). Improving disability care in countries of the Bolivarian Alliance for the Peoples of Our America. [Acceso el 20 de abril de 2020]; MEDICC Rev. 2016 18(3) Disponible en: http://www.medicc.org/mediccreview/index.php?issue=40&id=549&a=vahtml. [PubMed] [Google Scholar]

56. Prospecto del HEBERPROT-P Fuente: http://www.heber-biotec.com/tabla/index/index.html. ANEXO 1

57. Raíces Pérez-Castañeda, M. (2012). II International Congress addressed to the integral care of diabetic foot ulcer patient with the use of Heberprot-P 2012: healthy doorways wide-open to the 2014 edition. Biotecnol Apl [Internet]. 2013 Mar [citado 2021 Ene 12]; 30(1):63-4. Disponible en: http://scieloprueba.sld.cu/scielo.php?script=sci_arttext&pid=S1027-28522013000100008&lng=es

58. República de Cuba, Consejo de Estado. [Acceso el 10 de diciembre de 2021.]; Gac. Oficial Republica Cuba. 2007:239–239. Decreto-Ley No. 252/07. Sobre la continuidad y el fortalecimiento del sistema de dirección y gestión empresarial cubano. Artículo 13. (41 Extraordinaria del 17 de agosto) Disponible en: http://www.gacetaoficial.cu/

59. República de Cuba, Consejo de Estado. [Acceso el 14 de abril de 2021.]; Gac. Oficial Republica Cuba. 2014 29(37):1–14. Decreto Ley No. 323. Resolución 164/2014. Disponible en: http://www.redciencia.cu/documentos/decretoley323.pdf. [Google Scholar]

60. República de Cuba, Consejo de Ministros. [Acceso el 3 de octubre de 2021]; Gac. Oficial Republica Cuba. 2012 60(52):243–245. Decreto No. 307. Disponible en: http://www.paho.org/cub/index.php?option=com_docman&view=download&ca tegory_slug=cnic&alias=863-biocubafarma-gaceta-oficial&Itemid=226. [Google Scholar]

61. República de Cuba, Ministerio de Ciencia, Tecnología y Medio Ambiente. Reglamento para el proceso de elaboración, aprobación, planificación, ejecución y control de los Programas y Proyectos de Ciencia, Tecnología e Innovación. La Habana: CITMA; 2012. [Acceso el 14 de abril de 2021.]. Resolución 44/2012. Disponible en: http://files.sld.cu/sccs/files/2012/03/ministerio-de-ciencia-tecnologia-y-medio-ambiente-res-4412.pdf. [Google Scholar]

62. República de Cuba, Ministerio de Ciencia, Tecnología y Medio Ambiente. Informe de los organismos de la administración central del Estado y los órganos superiores de dirección empresarial sobre la planificación de las actividades de la Ciencia, la Tecnología y la Innovación para el año 2017. La Habana: CITMA; 2016. [Google Scholar]

63. República de Cuba, Ministerio de Ciencia, Tecnología y Medio Ambiente. Programas de ciencia, tecnología e innovación. La Habana: CITMA; 2015. [Google Scholar]

64. República de Cuba, Ministerio de Economía y Planificación. Resolución No. 590/12. [Acceso el 3 de octubre de 2021]; Gac. Oficial Republica Cuba. 2012 60(52):245–248. Disponible en: http://www.paho.org/cub/index.php?option=com_docman&view=download&ca tegory_slug=cnic&alias=863-biocubafarma-gaceta-oficial&Itemid=226. [Google Scholar]

65. República de Cuba, Ministerio de Salud Pública, Dirección de Medicamentos y Tecnologías. Cuadro básico de medicamentos y productos naturales 2017. La Habana: MINSAP; 2017. [Acceso el 11 de octubre de 2021.]. Disponible en: http://temas.sld.cu/medicamentosterapeutica. [Google Scholar]

66. República de Cuba, Ministerio de Salud Pública, Dirección Nacional de Registros Médicos y Estadísticas de Salud. Anuario Estadístico de Salud 2016. La Habana: MINSAP; 2017. [Acceso el 2 de junio de 2021.]. Disponible en: http://bvscuba.sld.cu/anuario-estadistico-de-cuba/ [Google Scholar]

67. República de Cuba, Ministerio de Salud Pública, Dirección Nacional de Ciencia y Tecnología. Registro de cuadros. La Habana: MINSAP; 2016. [Google Scholar]

68. Rivero Fernández, F.; Lazo Díaz, I.; Álvarez Varona, A.; Hernández Varela, A.; Valdés Nápoles, J.L. (2009). Impacto del Heberprot-P en la reducción de la frecuencia de amputación por pie diabético en Camagüey, año 2007. Rev. Cubana Angiol. Cir. Vasc. [Internet]. 2009 [citado 16 Mayo 2021]; 10(1):3-11. Disponible en: http://bvs.sld.cu/revistas/ang/vol10_1_09/ang05109.pdf

69. Rodríguez Gurri, D. (2014). Caracterización de los pacientes con pie diabético tratados con Heberprot-P® en el Hospital Militar de Holguín. Rev. Cubana Angiol. Cir. Vasc. [Internet]. 2014 [citado 16 Mayo 2021]; 15(1). Disponible en: http://bvs.sld.cu/revistas/ang/vol15_1_14/ang06114.htm

70. Rojas Ochoa, F. (2009).Fundamentos político-ideológicos de la salud pública revolucionaria cubana. La Habana: Editorial Ciencias Médicas; 2009. [Google Scholar]

71. Rojo Pérez, N.; Menchaca, S.; Castell-Florit, P.; Piñero, J.; Barroso, Z.; Bayarre, H. (2012). Investigaciones en sistemas y servicios de salud en Cuba y su proyección hasta el 2015. [Acceso el 21 de abril de 2021]; Rev. Cubana Salud Publica. 2010 36(3):209–214. Disponible en: http://scielo.sld.cu/pdf/rcsp/v36n3/spu04310.pdf. [Google Scholar]

72. Universidad para Todos. Curso de Ética y Sociedad. 2006.

73. Vargas Rodríguez, A.R. (2015). Repercusión del desarrollo de la biotecnología para la salud pública en Cuba. [Acceso el 21 de abril de 2021]; Rev. Hum. Med. 2014 14(1):206–219. Disponible en: http://scielo.sld.cu/pdf/hmc/v14n1/hmc13114.pdf. [Google Scholar]

ANEXOS

Anexo 1

HEBERPROT-P Un producto que favorece la cicatrización de las úlceras diabéticas y reduce el riesgo de amputación.

Categoría Farmacológica:

Agente estimulante de la cicatrización y citoprotector. **Forma Farmacéutica:**

Inyectable presentado en forma de liofilizado.

Vía de administración:

Administración parenteral, por vía intralesional.

Composición del producto:

Cada bulbo de 5 mL contiene, en dependencia de la dosis: Componentes por cada 5 mL de agua: FCEhrec 75 µg, Sacarosa, Dextrana, Hidrogenofosfato de disodio, Dihidrogenofosfato de sodio dihidratado.

Presentación: Estuche x 1 bulbo de Heberprot-P de 75 µg Estuche x 6 bulbos de Heberprot-P de 75 µg

Farmacología:

Farmacocinética El efecto del Factor de Crecimiento Epidérmico (FCE) ha sido ampliamente estudiado en el proceso de cicatrización. El mismo es una molécula proteica, sencilla, que tiene un peso molecular de 6045 daltons, un punto isoeléctrico de 4,6 y consta de 53 aminoácidos. Estimula tanto la proliferación de fibroblastos como de células epiteliales. Presenta potente actividad mitogénica in-vivo sobre las células de origen ectodérmico y mesodérmico, sobre las células musculares lisas de los vasos, fibroblastos y queratinocitos, entre otras. Los primeros efectos biológicos atribuidos al FCE fueron la apertura precoz de los párpados y la erupción temprana de la dentición cuando se administraba por vía parenteral a ratones recién nacidos. Posteriormente fue aislado por Cohen y Carpenter de la orina humana y luego de esto se ha reportado su detección en varios de los fluidos del organismo humano como suero, saliva, jugo gastroduodenal, calostro, líquido amniótico y seminal. Los niveles de FCE en plasma no son detectables, pero las plaquetas contienen niveles sustanciales (aproximadamente 500 pmol/ 1012 plaquetas). Después de la coagulación, las concentraciones de FCE alcanzan los 130 pmol/ L, lo cual es suficiente para inducir la mitosis y migración celular. Esta molécula regula el crecimiento, la diferenciación y metabolismo de varias células, sirviendo como un mitógeno y quimioatrayente para neutrófilos y monocitos, estimulando la migración y proliferación de fibroblastos que permiten la síntesis y depósito de colágeno. También son quimioatrayentes y mitógenos de células endoteliales y epiteliales. Los perfiles de disposición farmacocinética (FK) del FCE, su distribución en órganos y vías de eliminación también han sido objeto de análisis. Los estudios realizados se desarrollaron en ratas y perros tras administración tópica y endovenosa de una dosis única. Los mayores niveles alcanzados, expresados en forma de ng equivalentes por gramo de tejido se verificaron en riñones, hígado, piel o estómago. Según los datos de radiactividad a las 96 horas se detecta aún eliminación de un valor correspondiente al 78% del producto en la orina. El comportamiento cinético del FCE tras administración i.v. se caracteriza por una rápida fase de distribución seguida de una fase de eliminación más lenta, tanto para sangre como para plasma. Se ha demostrado que el hígado y el riñón son los dos órganos clave responsables de la rápida fase de distribución. La concentración sanguínea resultó siempre inferior a la plasmática. El FCEhrec no se distribuye en la fracción celular sanguínea, hecho esperable por la conocida carencia de receptores en estas estirpes celulares. El FCE sufre una rápida e importante degradación en el organismo antes de ser excretado por la orina, principal vía de eliminación según estos resultados. Se ha planteado que el riñón es el principal órgano que participa en la captación y el metabolismo de FCE. Apenas existe paso del FCEhrec a la circulación cuando se administra tópicamente tanto en los animales con piel intacta como en los que sufrieron lesión. Los perfiles plasmáticos y de distribución no deben corresponder a la molécula íntegra. Esto nos permite plantear que la vía tópica no parece utilizable si se desean lograr efectos a nivel sistémico y que no se deben esperar reacciones adversas de esta índole con esta forma de administración.

Título del trabajo: Integración de los Estudios del Pie Diabético en la Ciencia, la Tecnología y la Sociedad.

Farmacodinamia Existen dos investigaciones sobre la farmacodinamia del efecto terapéutico principal, el primero de ellos se refiere al efecto de diferentes concentraciones del FCEhrec sobre la cicatrización de heridas de grosor total en ratas. Un estudio más reciente evaluó el efecto de la frecuencia de aplicación de dicha formulación sobre la cicatrización de lesiones controladas de grosor total en cerdos. El estudio de dosis demostró que concentraciones de FCEhrec entre 5 y 10 µg/ g de crema, estimulan la reparación de la dermis y la epitelización de las lesiones. Un aspecto de interés fue el hecho de apreciar una relativa sensibilidad de la epidermis a la mayor de las dosis ensayadas.

Indicaciones: Sólo debe usarse bajo **prescripción facultativa**. El Heberprot-P está indicado, junto a otras terapias convencionales, para el manejo del pie diabético en pacientes con úlceras neuropáticas e isquémicas, en estadios 3 y 4 de la clasificación de Wagner, con un área superior a 1 cm2, para estimular la formación de tejido de granulación útil que permita el cierre por segunda intención o mediante autoinjerto de piel.

Contraindicaciones: El Heberprot-P se encuentra contraindicado en: Pacientes con antecedentes de hipersensibilidad al producto o a cualquiera de sus componentes. Se proscribe el uso de Heberprot-P en pacientes con patologías oncológicas cercanas al sitio de aplicación del producto, ni antecedentes o sospecha de existencia de algún tipo de neoplasia. Se contraindica en pacientes con cardiopatía descompensada, coma diabético o cetoacidosis diabética. **Precauciones:** La administración de productos biológicos debe ser cuidadosa y tomar las medidas necesarias en caso de eventos adversos inesperados. Antes de usar Heberprot-P se deben tratar condiciones coexistentes, tales como: osteomielitis, arteriopatía periférica y neuropatía periférica. Para descartar existencia de neoplasias o patologías oncológicas debe realizarse interrogatorio y examen físico al paciente, Tacto rectal, US abdominal, Rx de tórax, biopsias. Se desconoce si Heberprot-P pasa a la leche materna; no se recomienda su uso en las madres lactantes. Hasta el momento no se dispone de datos suficientes que avalen su uso en embarazadas y pacientes pediátricos, por lo que el médico debe hacer un balance riesgo-beneficio en cada caso. Se debe administrar con precaución en pacientes con antecedentes personales de cardiopatía isquémica e insuficiencia renal con creatinina mayor de 200 mmol/ L. Se debe realizar un tratamiento precoz y adecuado de la sepsis de la lesión previo al uso de Heberprot-P. No existen datos suficientes que avalen la seguridad del uso del producto durante más de 8 semanas.

Advertencias: El tratamiento debe ser realizado por un personal especializado, que disponga de instalaciones diagnósticas necesarias, así como de experiencia suficiente en el tratamiento del pie diabético. Este medicamento sólo podrá utilizarse hasta la fecha de caducidad indicada en el envase. Las soluciones diluidas de Heberprot-P deben administrarse inmediatamente después de su preparación. Después de la apertura inicial del bulbo se debe utilizar en las primeras 24 horas.

Eventos adversos: Los eventos adversos clínicos más frecuentes reportados con el uso de Heberprot-P son la infección, el ardor y dolor en el sitio de aplicación. Se asocia además la aparición de escalofríos, temblores y fiebre.

Interacciones medicamentosas: No se conoce si Heberprot-P interacciona con otros medicamentos de uso tópico, es por ello que se recomienda no aplicarlo con otros productos tópicos.

Sobredosis: No se ha producido ningún caso de sobredosis ni se conocen antídotos para este producto. Por la aplicación local de Heberprot-P y por el compromiso circulatorio de los pacientes diabéticos con lesiones avanzadas, es poco probable que puedan producirse efectos sistémicos.

Posología y modo de administración: Heberprot-P debe utilizarse siempre unido al cuidado adecuado de la úlcera del pie diabético, dado por el desbridamiento oportuno de las lesiones, alivio de las zonas de presión y las curas sistemáticas. Se debe realizar el diagnóstico y el tratamiento precoz y adecuado de la infección de la úlcera previo al uso de Heberprot-P. Heberprot-P se administrará a razón de 75 µg, diluido en 5 mL de agua para inyección, 3 veces por semana, por vía intralesional. Las administraciones se mantendrán hasta que se logre granulación completa de la lesión, cierre de ésta mediante injerto o se alcance un máximo de 8 semanas de tratamiento. Se debe descontinuar el tratamiento en los casos que se alcance tejido de granulación útil que cubra toda la extensión de la lesión o se logre una reducción del área hasta menos de 1 cm.^{2} Las infiltraciones deben hacerse después de realizada la cura de las lesiones, en los bordes de las úlceras, con agujas de 26Gx½" y en el fondo, en caso de lesiones profundas deben usarse agujas de 24Gx1½". Se deben infiltrar primero las zonas más limpias de las lesiones y se debe cambiar de aguja en los diferentes sitios de punción a fin de evitar la transmisión de la sepsis de un sitio a otro. Posteriormente, la lesión debe cubrirse con un apósito hasta la próxima cura. Si después de 3 semanas de tratamiento continuado no existe formación de tejido de granulación útil en el lecho de la úlcera, se debe evaluar el tratamiento y valorar otros factores que puedan dificultar la cicatrización, entre ellos la osteomielitis, la infección local y el descontrol metabólico.

Instrucciones para el uso, la manipulación y eliminación del producto:

Utilizar cada bulbo de Heberprot-P para un sólo paciente. Se debe tener cuidado para evitar deterioros y contaminación bacteriana de los bulbos. El personal que administra el producto debe lavarse las manos adecuadamente y colocarse guantes antes de la aplicación del Heberprot-P. Se debe ser cuidadoso para evitar la extensión de la infección en las lesiones. Se recomienda el cambio de aguja para la aplicación en diferentes partes de la lesión. Una vez terminado el tratamiento se debe desechar el medicamento restante.

Condiciones de almacenamiento:

Heberprot-P debe almacenarse en frío (2-8 °C), alejado de la acción directa del calor. La exposición accidental a temperaturas diferentes puede alterar la estabilidad del Heberprot-P. Consérvese el medicamento siempre en su envase original sellado. Manténgase alejado del alcance de los niños. Heberprot-P puede mantenerse estable hasta 24 meses a bajas temperaturas.

Anexo 2

Nota del editor:

Estas imágenes fueron eliminadas por motivos de derechos de autor.

CON GRIN SUS CONOCIMIENTOS VALEN MAS

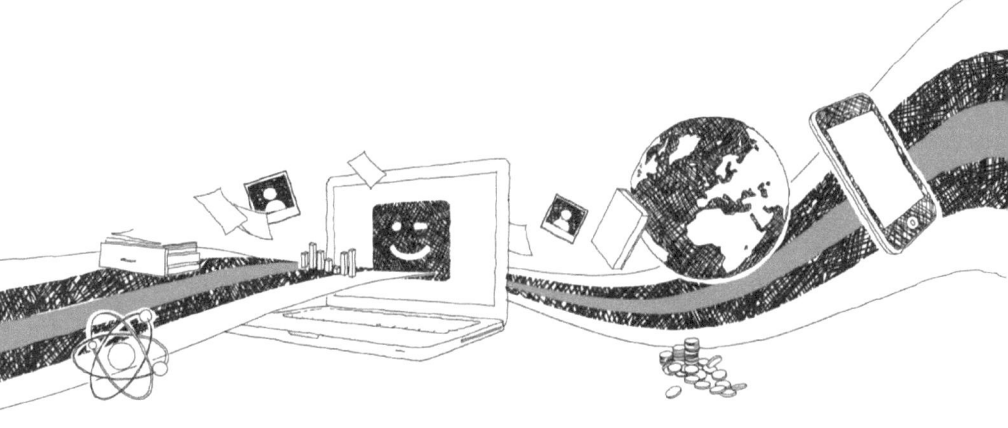

- Publicamos su trabajo académico, tesis y tesina

- Su propio eBook y libro - en todos los comercios importantes del mundo

- Cada venta le sale rentable

Ahora suba en www.GRIN.com
y publique gratis

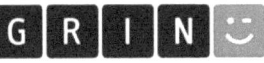